Autoposturas da RPG

CIP-BRASIL. CATALOGAÇÃO NA PUBLICAÇÃO
SINDICATO NACIONAL DOS EDITORES DE LIVROS, RJ

S693a

Souchard, Philippe
  Autoposturas da RPG : o método do stretching global ativo (SGA) / Philippe Souchard ; [ilustração Calzetti & Mariucci Editori, Serge Cap]. - São Paulo : Summus, 2019.
  96 p. : il.

  Tradução de: Les autopostures de la rééducation posturale globale
  ISBN 978-85-323-1115-3

  1. Exercícios terapêuticos. 2. Postura Humana. I. Calzetti & Mariucci Editori. II. Cap, Serge. III. Título.

18-52705

CDD: 615.82
CDU: 615.825

Leandra Felix da Cruz - Bibliotecária - CRB-7/6135

www.summus.com.br

Compre em lugar de fotocopiar.
Cada real que você dá por um livro recompensa seus autores
e os convida a produzir mais sobre o tema;
incentiva seus editores a encomendar, traduzir e publicar
outras obras sobre o assunto;
e paga aos livreiros por estocar e levar até você livros
para a sua informação e o seu entretenimento.
Cada real que você dá pela fotocópia não autorizada de um livro
financia o crime
e ajuda a matar a produção intelectual de seu país.

Autoposturas da RPG

O método do Stretching Global Ativo (SGA)

Philippe Souchard

summus
editorial

Do original em língua francesa
LES AUTOPOSTURES DE LA RÉÉDUCATION POSTURALE GLOBALE
Copyright © by Philippe Souchard, 2019
Direitos desta tradução adquiridos por Summus Editorial Ltda.

Editora executiva: **Soraia Bini Cury**
Assistente editorial: **Michelle Campos**
Tradução: **Sonia Pardellas**
Ilustrações: **Serge Cap (Parte I), Calzetti & Mariucci Editori (Parte II)**
Capa: **Alberto Mateus**
Projeto gráfico e diagramação: **Santana**
Impressão: **Sumago Gráfica Editorial**

Este livro não pretende substituir qualquer tratamento médico.
Quando houver necessidade,
procure a orientação de um profissional especializado.

Summus Editorial
Departamento editorial
Rua Itapicuru, 613 – 7º andar
05006-000 – São Paulo – SP
Fone: (11) 3872-3322
Fax: (11) 3872-7476
http://www.summus.com.br
e-mail: summus@summus.com.br

Atendimento ao consumidor
Summus Editorial
Fone: (11) 3865-9890

Vendas por atacado
Fone: (11) 3873-8638
Fax: (11) 3872-7476
e-mail: vendas@summus.com.br

Impresso no Brasil

▶ Sumário

Introdução   7

PARTE I
As autoposturas da Reeducação Postural Global (RPG)   13

Autopostura rã no chão com insistência sobre os membros superiores   14

Autopostura rã no chão com insistência sobre os membros inferiores   18

Autopostura rã no chão com os braços abertos   28

Autopostura em pé contra a parede   33

Autopostura rã no ar com insistência sobre os membros inferiores   38

Autopostura rã no ar com os braços abertos   49

Autopostura sentada   55

Autopostura em pé inclinado para a frente   65

Aumento progressivo da inclinação da prancheta, com deslocamento do barrote   69

Autopostura ajoelhada   71

PARTE II
As autoposturas setoriais   75

Expiração setorial 1 – Expiração inflando o ventre   76

Expiração setorial 2 – Expiração contraindo os grandes retos   78

Expiração setorial 3 – Expiração contraindo os oblíquos internos   80

Expiração setorial 4 – Expiração contraindo os oblíquos externos   82

Expiração setorial 5 – Expiração contraindo o transverso abdominal   84

Expiração combinada 1 + 2 – Expiração inflando o ventre e contraindo a parte inferior do tórax   86

Expiração combinada 1 + 3 – Expiração inflando e retraindo o ventre   88

Expiração combinada 1 + 2 + 3 – Expiração inflando o ventre, retraindo a parte inferior do tórax e retraindo o ventre   90

As expirações globais   93

Introdução

As autoposturas da RPG nasceram em 1983, no livro *Sculpte ton corps*.

Em 1989, surgiram as *Autopostures respiratoires*.

Em 2007, meu amigo Edson Filho, que faço questão de saudar aqui, publicou uma versão modernizada, no Brasil, associando as duas obras.

Esta é uma nova edição, inteiramente revista e atualizada, que se tornou necessária pela insistência dos pedidos.

Desde a criação das autoposturas, foi necessário diferenciá-las da Reeducação Postural Global (RPG), que consiste em um método de tratamento praticado exclusivamente por fisioterapeutas formados em consultas individuais de duração média de uma hora.

Assim, em 1994, nasceu a expressão Stretching Global Ativo (SGA), marcando a diferença entre o que é terapêutico e o que não o é.

Ressalte-se que a expressão fisioterapia vem da associação de dois vocábulos. Um deles é *terapia*, o que supõe tratamentos individuais que respeitam os princípios do método empregado, qualquer que seja ele.

O SGA a serviço do esporte

As autoposturas da RPG foram criadas, em um primeiro momento, para uso desportivo; seus objetivos eram a preparação para o esforço, a prevenção das lesões e a recuperação após a atividade física. Os resultados obtidos, inclusive no que se refere à melhora da *performance*, superaram as expectativas.

Depois de anos de existência, experimentação e aperfeiçoamento, inúmeros atletas, do mais alto nível, as praticam regularmente.

A recuperação da força elástica após o alongamento de um músculo de boa flexibilidade (*compliance*) é indispensável, o que torna o SGA necessário em qualquer disciplina.

Convém sempre lembrar: *um músculo rígido é um músculo fraco*.[1]

Entretanto, como já o dizia, com razão, G. Cometti (1988), indispensabilidade não significa exclusividade. De acordo com o caso e o tipo de atividade esportiva, devem-se considerar força (halterofilismo), resistência (maratona), velocidade (100 metros rasos), explosão ou impulsão (salto em altura), entre outros fatores.

Assim, a musculação revela-se de extrema importância. Não se pode ser um grande jogador de futebol com pernas de garça, por exemplo. A oposição frequente entre musculação concêntrica e stretching revela uma lamentável ignorância da complexidade da fisiologia muscular, da coordenação motora, da fisiopatologia musculoarticular e do caráter antagonista e complementar que abrange os dois conceitos.

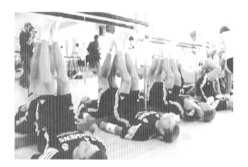

FIGURA 1 – **Atletas do Real Madrid.**

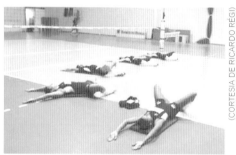

(CORTESIA DE RICARDO RÉGI)

FIGURA 2 – **Seleção Brasileira feminina de vôlei.**

---

1. Veja *RPG, o método* (2011) e *Deformações morfológicas da coluna vertebral* (2016).

A musculação concêntrica, que desenvolve o volume muscular transversal (*cross section area*), reforça os músculos, embora favoreça o encurtamento e a rigidez. Ela deve, portanto, ser reequilibrada por um trabalho de alongamentos adaptados, destinado a manter e a melhorar a elasticidade.

Tudo se resume, portanto, a uma questão de dosagem, de acordo com a disciplina praticada. Um avanço não pode nascer de um espírito dogmático, nem desenvolver-se sem lógica.

O Stretching Global Ativo e o mundo do trabalho

Depois que as autoposturas da RPG foram claramente sistematizadas e demonstraram resultados satisfatórios entre os atletas, tornou-se evidente que também deveriam ser aplicadas aos trabalhadores.

Algumas profissões sempre exigiram mais esforço. Outras são objeto de estudos mais recentes, visando, em particular, aos gestos repetitivos e aos prejuízos devidos à má postura prolongada. As consequências são as retrações musculares, que estão na origem de alterações da postura corporal.

Que trabalhador sedentário não se sente enrijecido ao final do dia? É preciso, ainda, considerar o estresse da vida moderna, que aumenta as tensões musculares, em particular na região superior do corpo.

A comparação pode parecer infantil, porém faz sentido: depois de uma noite em um voo transatlântico, em posição curvada, as calças e a camisa ficam amarrotadas. Um ferro de passar roupas é necessário.

Atualmente, admite-se que 80% das lesões musculoesqueléticas são causadas por alterações na morfologia corporal. Seria demasiado otimista pensar que se poderia viver com uma deformação sem pagar o preço. A coluna vertebral é a primeira vítima disso, principalmente nos níveis cervical e lombar.

Entretanto, cada vez mais patologias do tipo cervico-cranio-motorocular atingem particularmente pessoas que trabalham em frente ao computador, sem falar em problemas de cintura escapular, do ombro ou do cotovelo (uso do computador), entre outros. Os consultórios de RPG não se esvaziam e as patologias que se apresentam são agudas, como sempre foram, e cada vez mais crônicas.

Coloca-se então o grande problema de nossa sociedade moderna: a prevenção.

O caráter dessas patologias musculoesqueléticas dolorosas – que parece cada dia mais inevitável – é inaceitável no plano humano e seu custo econômico tornou-se alto. O aumento da expectativa de vida só faz acentuar o problema: com a idade, a rigidez piora.

Diante dessa situação, atividades físicas são indispensáveis, sobretudo quando auxiliam, também, na redução de peso. Entretanto, elas não são isentas de inconvenientes, pois não se opõem em todos os pontos aos encurtamentos musculares. Já foi dito que a atividade concêntrica dos músculos durante a atividade esportiva provoca, igualmente, esse encurtamento nefasto.

Chegamos então à conclusão de que esses problemas podem ser resolvidos por meio das autoposturas da RPG.

· Seu acrônimo, o Stretching Global Ativo, impede a fixação dos inconvenientes das atividades cotidianas e previne seus malefícios.

É evidente que, quando já existe uma patologia, as autoposturas não são suficientes e um tratamento, individual e personalizado em RPG, ministrado por um fisioterapeuta com formação no método, é indispensável.

Os princípios

As autoposturas respeitam, evidentemente, as regras da RPG terapêutica.

Na ausência de um fisioterapeuta especializado, algumas adaptações revelaram-se necessárias, mas reencontramos todos os fundamentos do método:

1. A lentidão na evolução dos alongamentos.
2. Uma tensão progressiva cada vez mais global.
3. As posições adotadas nas autoposturas são baseadas nas da RPG.
4. Tensão, de maneira lógica, das cadeias de coordenação neuromuscular[2], identificadas desde a criação do método como as mais sujeitas a enrijecimentos.
5. A correção das compensações, que se produzem para escapar ao estiramento e impedem a colocação em tensão global.
6. As contrações de pouca intensidade dos músculos colocados em alongamento (contração isométrica em posições cada vez mais excêntricas), que devem ser mantidas, no mínimo, durante três segundos.

---

2. Conferir nos livros de RPG mais recentes, já citados.

7. A atenção particular dedicada ao alongamento dos músculos da coluna vertebral.

8. A expiração o mais profunda possível, que acompanha as contrações isométricas em posição excêntrica, a manter, igualmente, durante três segundos[3].

9. Os tempos de repouso oferecidos ao final de cada progresso e, evidentemente, adaptados à personalidade dos participantes.

Esses pontos explicam o uso da expressão "Stretching Global Ativo" (SGA), assim como mostram a diferença em relação a outros métodos de alongamento muscular.

A prática

As autoposturas, como seu nome indica, podem ser praticadas individualmente, após a observação das imagens deste livro, mas também podem ser efetuadas em grupo, o que é sempre mais motivador. Nesse caso, a presença de um fisioterapeuta formado especificamente em SGA é fundamental.

As vantagens da prática em grupo são muitas, pois o diretor pode:

▶ formar grupos globalmente homogêneos;

▶ escolher as melhores autoposturas de acordo com as necessidades do grupo;

▶ alterná-las de maneira moderada;

▶ adaptar a duração e o ritmo de cada sessão;

▶ adaptar as pausas/o repouso;

▶ assinalar as compensações, que não deixam de acontecer;

▶ evitar algum imprevisto;

▶ formar duplas de trabalho – um progride nas autoposturas e o outro mantém, sem insistir, a posição de amplitude máxima obtida quando chega o momento de ativar a contração isométrica de suave intensidade na posição mais excêntrica do praticante.

Cada vez mais pacientes com deformações posturais ou dores musculoarticulares, atletas, *personal trainers* e empresas aderem à fisioterapia em grupo, ao passo que o número de fisioterapeutas formados em RPG terapêutica interessados nessa modalidade também não para de crescer.

---

3. Veja os livros *O diafragma* e *Respiração* (Summus, 1989).

PARTE I
As autoposturas da Reeducação Postural Global (RPG)

Autopostura rã no chão com insistência sobre os membros superiores

Progressão

1. Deitado de costas, com as pernas dobradas e os joelhos juntos, expire profundamente, insistindo com a mão na descida do alto do tórax.

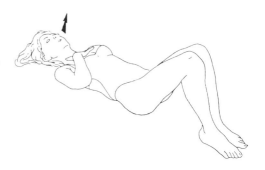

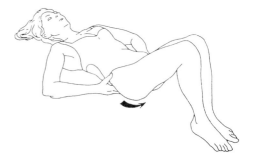

2. Bascule a bacia para a frente, pela ação combinada dos abdominais e das mãos. Apoie bem a região lombar.

> **Grupos musculares particularmente estirados:** músculos inspiratórios; músculos do pescoço; músculos superiores da cintura escapular (músculos superiores do ombro); músculos anteriores do braço; músculos posteriores do antebraço e da mão.

3. Estire manualmente a nuca. Apoie a parte posterior do crânio no chão.

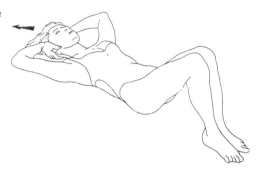

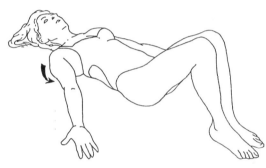

4. Recoloque os braços a cerca de 45°, os cotovelos estendidos e as palmas das mãos para cima. Desenrole os ombros, ou seja, no mesmo movimento desça-os e procure apoiá-los no chão.

5. Reaproxime progressivamente os braços do corpo, sem relaxar a correção dos ombros nem o apoio da parte posterior da cabeça no chão.

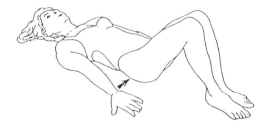

ATENÇÃO: todas as correções devem ser feitas ao mesmo tempo, insistindo sobre a expiração profunda.

Insistências

A. Insistência sobre a reaproximação dos braços.

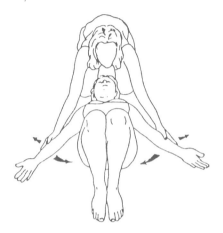

LEMBRETE: o assistente apenas mantém a posição. A contração dos músculos do sujeito tem de ser fraca e não deve vencer a resistência do assistente. A contração se faz ao fim de uma expiração profunda. Ela é mantida durante três segundos. O sujeito procura em seguida ganhar em amplitude. A insistência pode recomeçar e assim por diante.

Progressão

6. Com os braços ao longo do corpo, dobre os punhos e os dedos sem dobrar os cotovelos nem relaxar os ombros e a nuca.

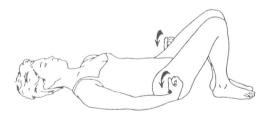

Insistências

B. Insistência sobre a flexão dos punhos e dos dedos.

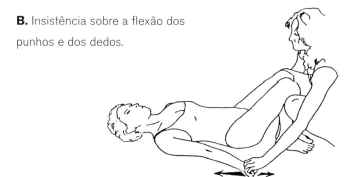

Principais compensações a evitar:

🚫 Bloquear a respiração; relaxar a nuca; enrolar os ombros.

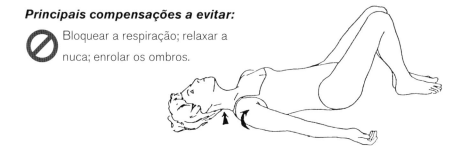

🚫 Dobrar os cotovelos; enrolar os ombros.

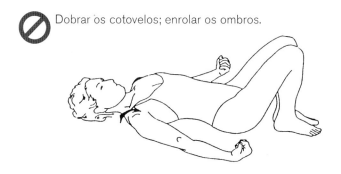

Autopostura rã no chão com insistência sobre os membros inferiores

Progressão

1. Deitado de costas, com as pernas dobradas e os joelhos juntos, expire profundamente, insistindo com a mão sobre a descida do alto do tórax.

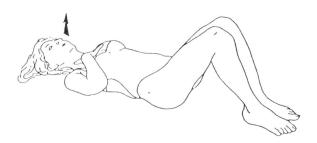

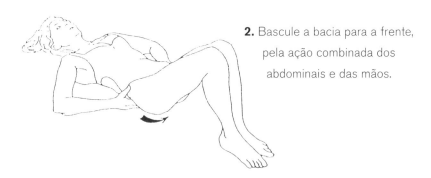

2. Bascule a bacia para a frente, pela ação combinada dos abdominais e das mãos.

Grupos musculares particularmente estirados: a grande cadeia anterior; adutores; iliopsoas; músculos anteriores da perna; músculos profundos da nádega; fáscia lata.

3. Estire manualmente a nuca. Apoie a parte posterior do crânio no chão.

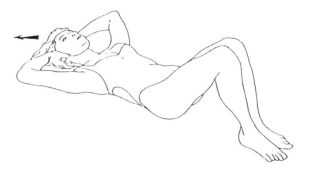

4. Recoloque os braços a cerca de 45°, com os cotovelos estendidos e as palmas das mãos para cima. Desenrole os ombros, ou seja, no mesmo movimento desça-os e procure apoiá-los no chão.

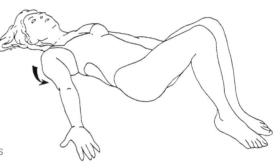

5. Sem arquear a região lombar nem relaxar a propulsão anterior da bacia, afaste os joelhos ao máximo. Coloque as plantas dos pés uma contra a outra.

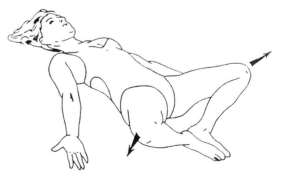

6. Sem arquear a região lombar, estenda progressivamente os joelhos, procurando não voltar a fechar as coxas. As pontas dos pés estarão estendidas.

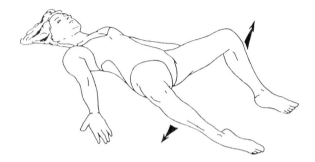

7. Sem perder o contato da região lombar com o chão, estenda totalmente os joelhos, mantendo as coxas afastadas ao máximo e as pontas dos pés estendidas.

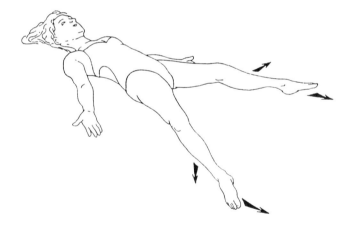

LEMBRETE: todas as correções devem ser feitas ao mesmo tempo, insistindo sobre a expiração profunda.

Insistências

A. Insistência pessoal sobre a abertura dos joelhos.

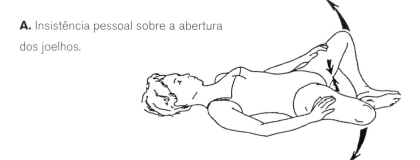

B. Insistência sobre a abertura, com o assistente.

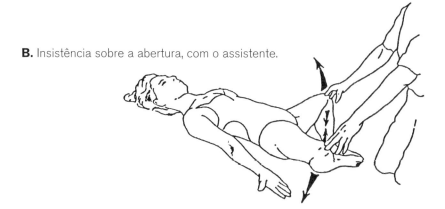

Principais compensações a evitar:

Bloquear a respiração; levantar o queixo; bascular a bacia; escavar a região lombar.

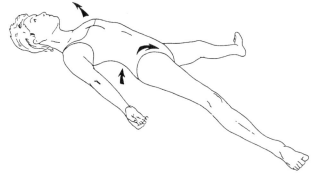

C. Insistência pessoal sobre a abertura.

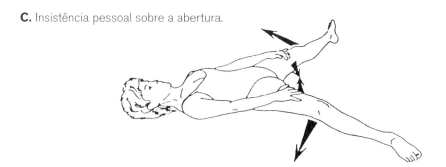

D. Insistência sobre a abertura, com o assistente.

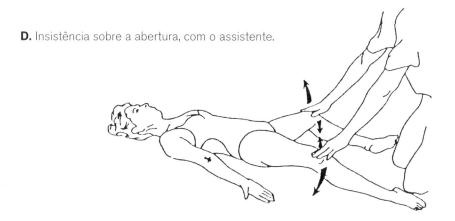

E. Insistência sobre o afastamento, com o assistente.

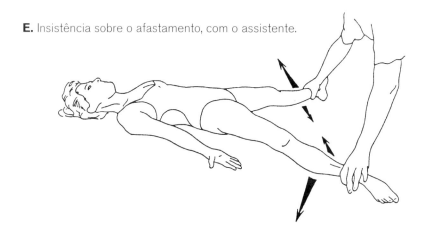

Principais compensações a evitar:

 Bloquear a respiração; arquear a nuca; relaxar o apoio do crânio no chão; arquear a região lombar; levantar a ponta dos pés; reaproximar as coxas.

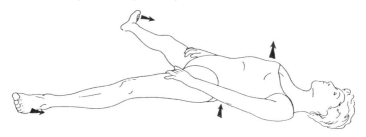

F. Insistência sobre a ponta dos pés, com o assistente.

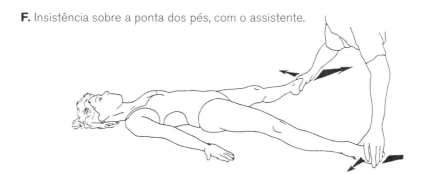

LEMBRETE: o assistente apenas mantém a posição. A contração dos músculos do sujeito tem de ser fraca e não deve vencer a resistência do assistente. Deve ser feita no final de uma expiração profunda e manter-se durante três segundos. Em seguida o sujeito procura ganhar em amplitude. A insistência se repete e assim por diante.

Progressão

8. Volte a juntar as pernas. Dobre um joelho e coloque o pé do outro lado da perna estendida, mantendo o calcanhar o mais próximo possível da nádega.

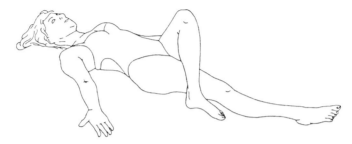

9. Sem levantar o quadril nem rodar a bacia, cruze ao máximo o joelho dobrado. Repita o exercício com a outra perna.

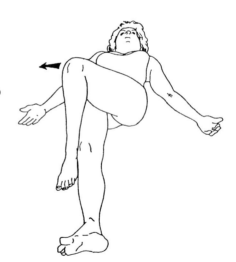

Principais compensações a evitar:

🚫 Insistir durante a inspiração; reaproximar as pernas; levantar a ponta dos pés apesar da resistência do assistente; dobrar os joelhos.

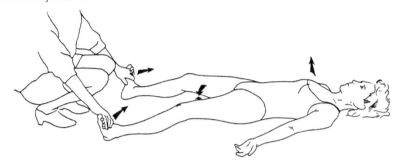

🚫 Levantar a nádega da perna que cruza.

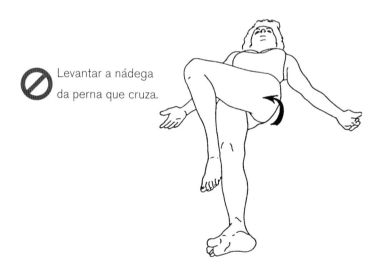

Insistências

G. Insistência pessoal sobre o cruzamento da perna. Mantenha a boa posição da bacia com a outra mão.

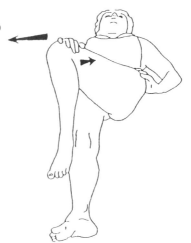

H. Insistência sobre o cruzamento da perna, com o assistente.

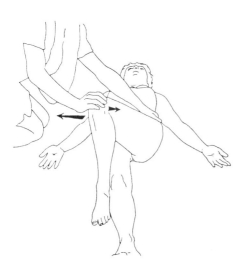

I. Insistência pessoal.

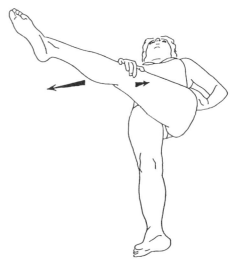

Principais compensações a evitar:

🚫 Insistir durante a inspiração; relaxar a correção das costas; rodar a bacia.

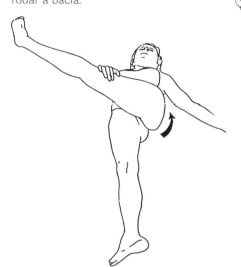

J. Insistência sobre o cruzamento da perna, com o assistente.

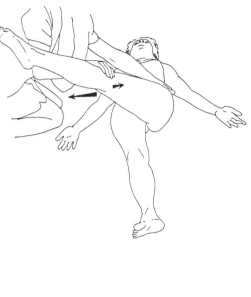

Progressão

10. Estenda o joelho, mantendo a ponta do pé virada para você. Cruze a perna ao máximo. Faça o mesmo exercício cruzando a outra perna.

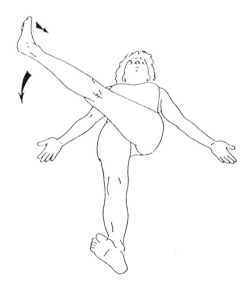

Autopostura rã no chão com os braços abertos

Progressão

1. Deitado de costas, com as pernas dobradas e os joelhos juntos, expire profundamente, insistindo com a mão sobre a descida do alto do tórax.

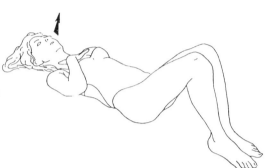

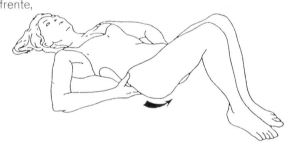

2. Bascule a bacia para a frente, pela ação combinada dos abdominais e das mãos.

> Grupos musculares particularmente estirados: a grande cadeia anterior; os inspiratórios; os adutores do braço; os anteriores do braço, do antebraço e da mão.

3. Estire a nuca com as mãos. Apoie a parte posterior do crânio no chão.

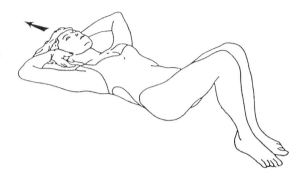

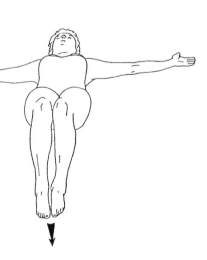

4. Coloque os braços a cerca de 90°, mantendo os cotovelos estendidos e as palmas das mãos viradas para o alto. Desenrole os ombros.

5. Alongue as pernas, mantendo os joelhos fechados, sem descolar a região lombar do chão. Pare ao menor arqueamento lombar e mantenha a posição.

6. Abra progressivamente os braços, sem bloquear a respiração nem relaxar o alongamento da nuca e o apoio lombar no chão. Não permita que os ombros se enrolem.

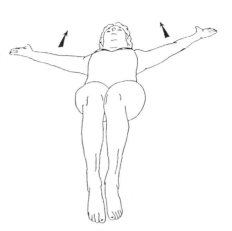

Principais compensações a evitar:

Bloquear a respiração; relaxar a nuca; arquear as costas; enrolar os ombros; dobrar os cotovelos.

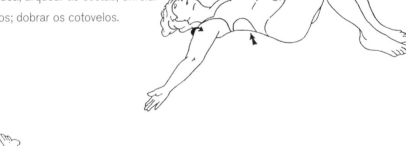

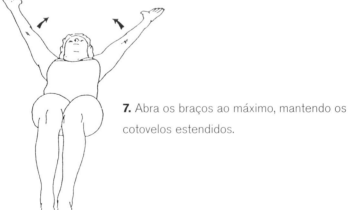

7. Abra os braços ao máximo, mantendo os cotovelos estendidos.

8. Com os braços abertos ao máximo, dobre os punhos e os dedos.

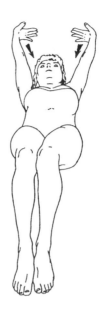

Principais compensações a evitar:

 Inspirar durante a insistência; arquear a nuca, o dorso ou a região lombar.

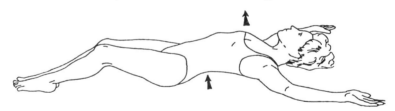

LEMBRETE: todas as correções devem ser feitas ao mesmo tempo, insistindo sobre a expiração profunda.

Insistências

A. Insistência sobre a abertura dos braços.

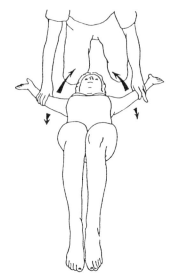

B. Insistência sobre a extensão dos punhos e dos dedos.

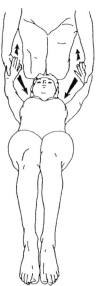

Principais compensações a evitar:

 Inspirar durante a insistência; arquear a nuca, o dorso ou a região lombar.

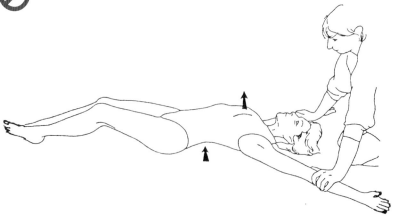

Autopostura em pé contra a parede

Progressão

1. Apoie as costas e os calcanhares na parede, mantendo os pés juntos. Bascule a bacia para a frente, dobrando ligeiramente os joelhos para apoiar a região lombar na parede.

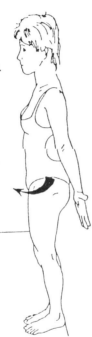

2. Expire profundamente. Insista com a mão sobre a descida do alto do tórax.

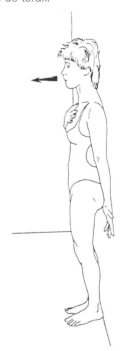

Grupos musculares particularmente estirados: a grande cadeia anterior; os inspiratórios; os músculos superiores da cintura escapular (músculos superiores do ombro); os músculos do pescoço; os iliopsoas; os músculos anteriores do braço, do antebraço e da mão.

3. Alongue manualmente a nuca. Apoie a parte posterior do crânio na parede.

4. Coloque os braços a cerca de 45°, mantendo os cotovelos estendidos e a palma das mãos virada para a frente.
Gire ligeiramente os joelhos para fora. Mantenha-os nessa posição.

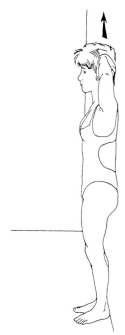

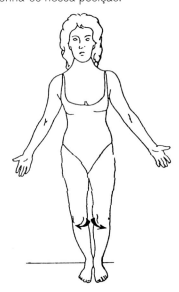

5. Desenrole os ombros para trás. Expire o mais profundamente possível, com a nuca estirada e o crânio apoiado.

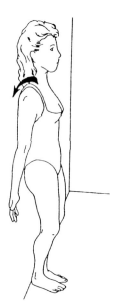

6. Reaproxime lentamente os braços da lateral do corpo. Mantenha os ombros descidos e desenrolados e a região lombar apoiada na parede.

Principais compensações a evitar:

🚫 Bloquear a respiração; levantar ou enrolar os ombros; arquear a nuca ou a região lombar.

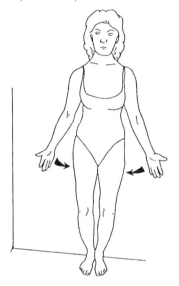

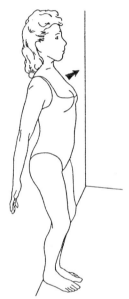

LEMBRETE: todas as correções devem ser feitas ao mesmo tempo, insistindo sobre a expiração profunda.

Insistências

A. Insistência sobre a descida dos ombros.

B. Insistência sobre a reaproximação dos braços.

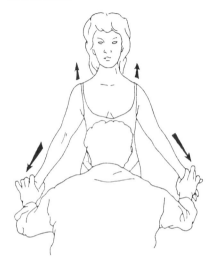
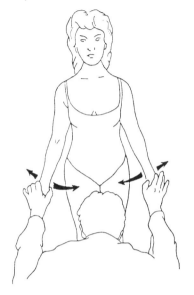

LEMBRETE: o assistente apenas mantém a posição. A contração dos músculos não deve vencer a resistência do assistente. A contração se faz ao final de uma expiração profunda. Ela é mantida durante três segundos. O sujeito procura em seguida ganhar em amplitude. A insistência pode repetir-se e assim por diante.

7. Com os braços junto do corpo e os cotovelos estendidos, vire a palma das mãos para a parede. Dobre os punhos e os dedos. Mantenha os ombros desenrolados.

C. Insistência sobre a extensão dos punhos e dos dedos.

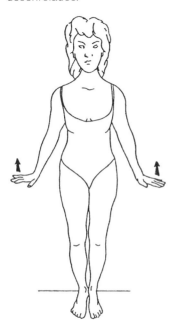

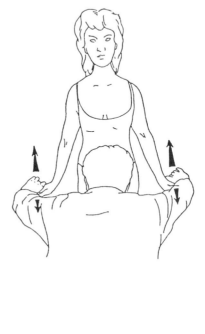

Principais compensações a evitar:

🚫 Inspirar ou subir os ombros durante as insistências; relaxar o apoio do crânio ou as correções das costas.

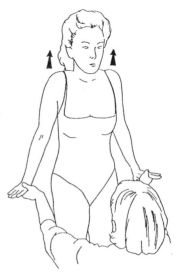

Autopostura rã no ar com insistência sobre os membros inferiores

Progressão

1. Deitado de costas, com as pernas dobradas e os joelhos juntos, cole as nádegas contra a parede. Apoie o sacro no chão.

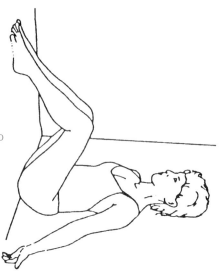

2. Sopre profundamente, insistindo com a mão na descida do alto do tórax.

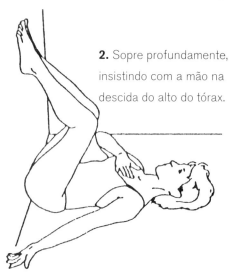

Grupos musculares particularmente estirados: a grande cadeia posterior; os espinhais; os músculos profundos das nádegas; os isquiotibiais; a panturrilha; os adutores; os fáscia latas.

3. Alongue manualmente a nuca. Apoie a parte posterior do crânio no chão.

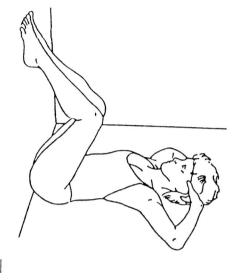

4. Dobre e abra os joelhos. Coloque os pés planta contra planta e puxe com as mãos os calcanhares para baixo.

5. Reposicione os braços a cerca de 45°, mantendo os cotovelos estendidos e a palma das mãos virada para o teto. Desenrole os ombros.

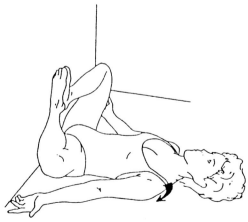

5A. Ao ar livre, a autopostura pode ser realizada com a ajuda de um assistente.

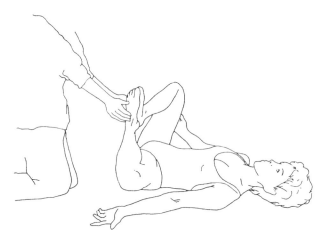

6. Separe os joelhos ao máximo, sem perder o contato com a parede nem descolar o sacro do chão.

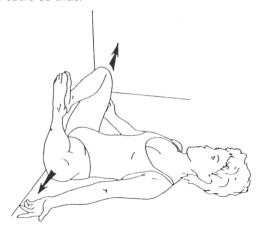

7. Estenda progressivamente os joelhos, sem voltar a fechar as coxas.

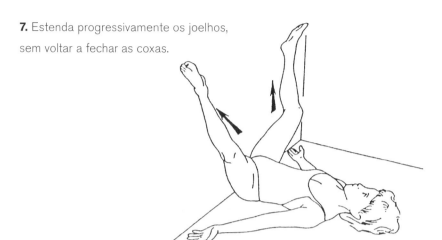

8. Tente estender completamente os joelhos. Vire as pontas dos pés para você. Mantenha o contato das nádegas com a parede e do sacro com o chão.

Principais compensações a evitar:

🚫 Bloquear a respiração; escavar o dorso ou a nuca; descolar a bacia do chão.

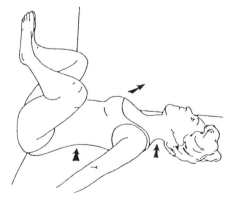

LEMBRETE: todas as correções devem ser feitas ao mesmo tempo, insistindo sobre a expiração profunda.

Insistências

A. Insistência pessoal sobre a abertura.

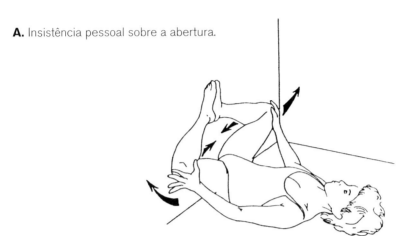

B. Insistência sobre a abertura com o assistente.

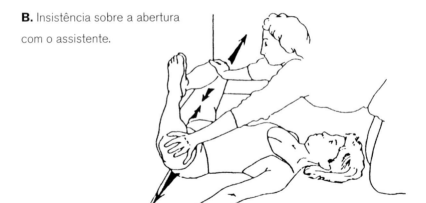

C. Insistência pessoal sobre a abertura.

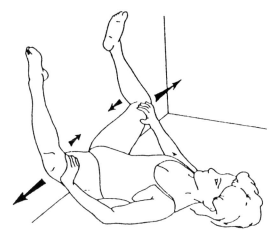

D. Insistência sobre a abertura com o assistente.

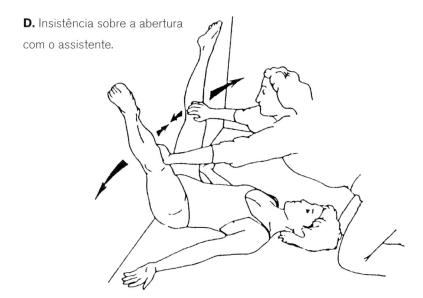

E. Insistência sobre a flexão dorsal dos pés com o assistente.

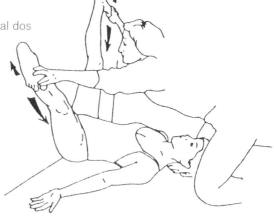

Principais compensações a evitar:

🚫 Bloquear a respiração; descolar a bacia do chão.

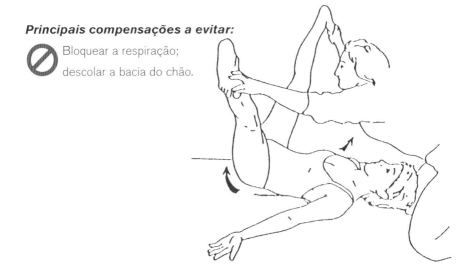

Grupos musculares particularmente estirados: a grande cadeia posterior; os espinhais; os músculos adutores dos braços; os anteriores dos braços, dos antebraços e das mãos; os inspiratórios.

Progressão

9. Junte os joelhos, mantendo-os ligeiramente rodados para fora. Puxe as pontas dos pés para você.

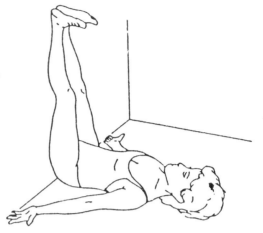

LEMBRETE: todas as correções devem ser feitas ao mesmo tempo, insistindo sobre a expiração profunda.

Insistências

F. Insistência sobre a flexão dorsal dos pés com o assistente.

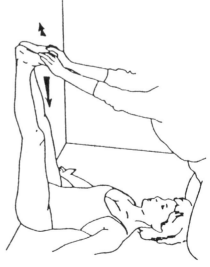

Progressão

10. Dobre um joelho ao máximo. Coloque o pé do outro lado da perna estendida.

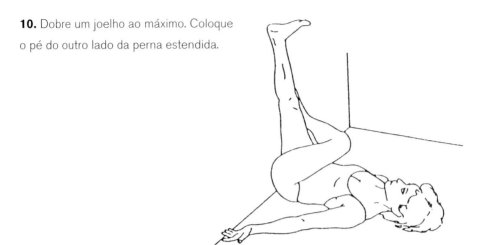

11. Cruze ao máximo o joelho dobrado sem rodar a bacia, que você mantém com a outra mão. Repita com a outra perna.

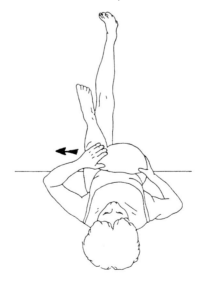

Insistências

G. Insistência pessoal sobre o cruzamento da perna, sem rodar a bacia.

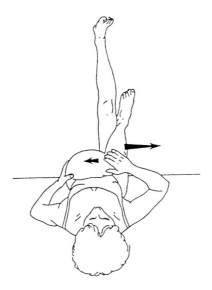

H. Insistência com o assistente.

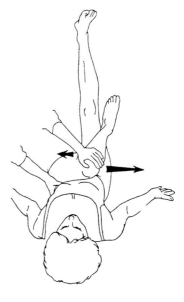

Progressão

12. Dobre os joelhos ao máximo, sem descolar a bacia do chão.

Principais compensações a evitar:

 Insistir durante a inspiração; rodar a bacia.

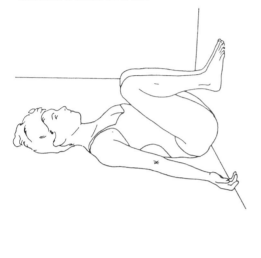

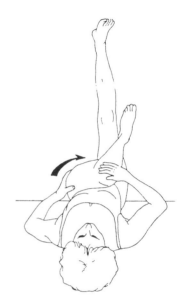

Insistência

I. Tente abrir os joelhos sem vencer a resistência das mãos, arredondar a região lombar ou descolar a bacia.

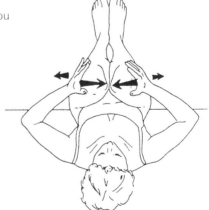

Autopostura rã no ar com os braços abertos

Progressão

1. Deitado sobre as costas, com as pernas dobradas e os joelhos juntos, cole as nádegas contra a parede. Apoie o sacro no chão.

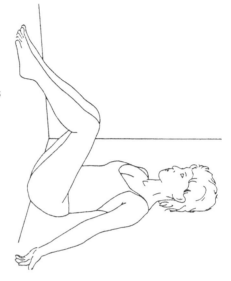

2. Expire profundamente, ajudando com a mão a descida do alto do tórax.

> Grupos musculares particularmente estirados: a grande cadeia posterior; os espinhais; os músculos adutores dos braços; os anteriores dos braços, dos antebraços e das mãos; os inspiratórios.

3. Alongue manualmente a nuca. Apoie a parte posterior do crânio no chão.

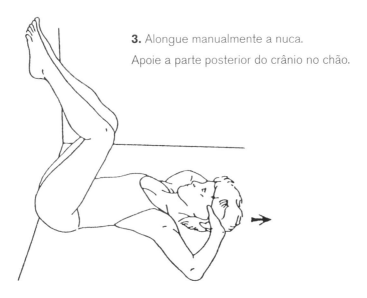

4. Reposicione os braços a cerca de 45° do corpo, mantendo os cotovelos estendidos e a palma das mãos virada para o teto. Alongue as pernas ao máximo, virando os joelhos ligeiramente para fora. Vire as pontas dos pés para você. Fixe-as nessa posição. As nádegas devem estar sempre coladas à parede e o sacro, apoiado no chão.

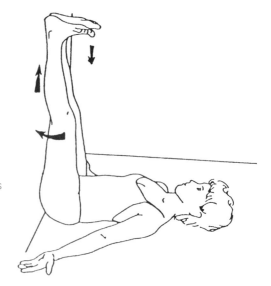

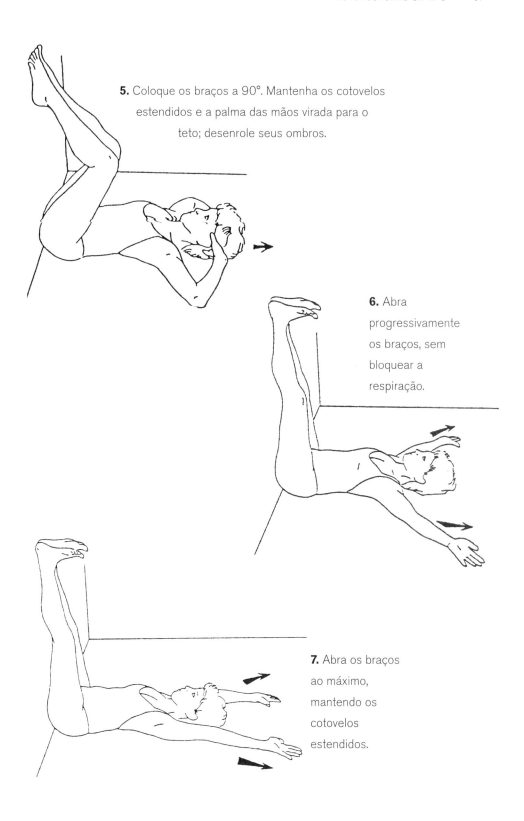

5. Coloque os braços a 90°. Mantenha os cotovelos estendidos e a palma das mãos virada para o teto; desenrole seus ombros.

6. Abra progressivamente os braços, sem bloquear a respiração.

7. Abra os braços ao máximo, mantendo os cotovelos estendidos.

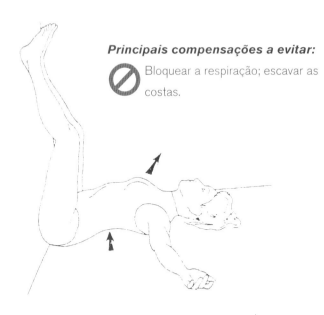

Principais compensações a evitar:

🚫 Bloquear a respiração; escavar as costas.

🚫 Relaxar a nuca; enrolar os ombros; dobrar os cotovelos; descolar a bacia.

ATENÇÃO: todas as correções devem ser feitas ao mesmo tempo, insistindo sobre a expiração profunda.

Insistências

A. Insistência sobre a abertura dos braços.

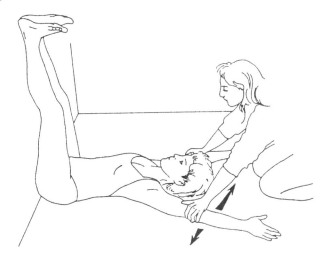

Progressão

8. Com os braços abertos ao máximo, vire a palma das mãos para o chão e dobre os punhos e os dedos para cima.

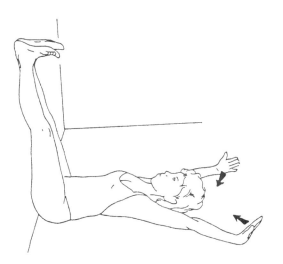

> ATENÇÃO: o assistente apenas mantém a posição. A contração dos músculos não deve vencer a resistência do assistente. A contração se faz no final de uma expiração profunda, sendo mantida durante três segundos. O sujeito procura em seguida ganhar em amplitude. A insistência pode repetir-se e assim por diante.

Insistências

B. Insistência sobre a extensão dos punhos e dos dedos.

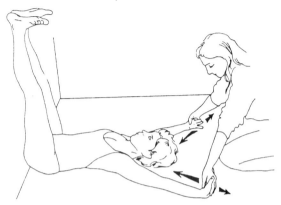

Principais compensações a evitar:

 Inspirar durante a insistência; elevar o tórax; escavar as costas; relaxar a nuca.

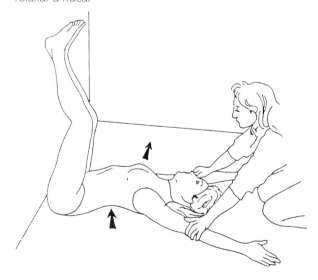

Autopostura sentada

Progressão

1. Sentado contra a parede, com os joelhos dobrados e abertos, apoie-se nas mãos para recuar as nádegas até encostar na parede.

2. Coloque os pés planta contra planta e puxe-os com as mãos o máximo possível para você.

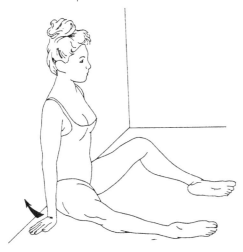
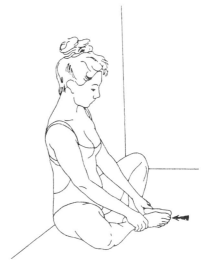

Grupos musculares particularmente estirados: a grande cadeia posterior; os espinhais; os músculos inspiratórios; os adutores; os fáscia latas; os músculos profundos das nádegas; os isquiotibiais; as panturrilhas.

3. Expire profundamente, insistindo com a mão na descida do alto do tórax.

4. Estire manualmente a nuca. Apoie a parte posterior do crânio na parede.

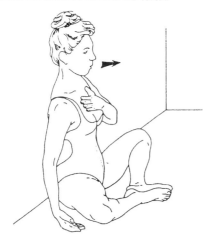
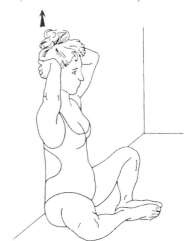

5. Reposicione os braços ao longo do corpo. Desça e desenrole os ombros, procurando encostá-los na parede.

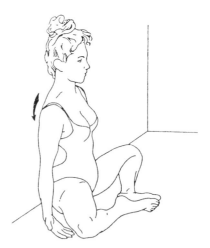

5A. Ao ar livre, a autopostura pode ser realizada com a ajuda de um assistente. A coluna vertebral deve estar vertical e respeitar as curvas fisiológicas.

6. Abra os joelhos ao máximo, sem perder o contato da bacia com a parede.

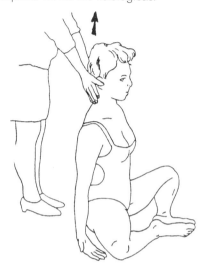
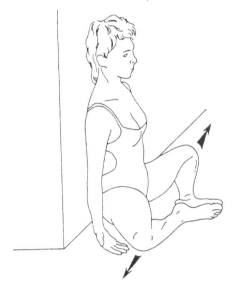

LEMBRETE: o assistente apenas mantém a posição. A contração dos músculos do sujeito tem de ser fraca e não deve vencer a resistência do assistente. A contração se fará no final da expiração profunda e deve ser mantida durante três segundos. O sujeito procura em seguida ganhar em amplitude. A insistência pode recomeçar e assim por diante.

Insistências

A. Insistência pessoal sobre a abertura dos joelhos.

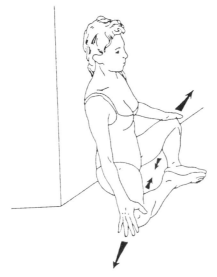

B. Insistência sobre a abertura com o assistente.

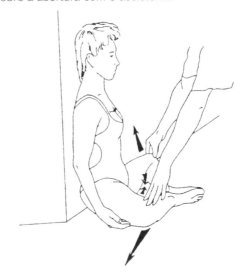

Progressão

7. Estenda progressivamente os joelhos, procurando não reaproximar as coxas nem perder o apoio da nuca e da bacia.

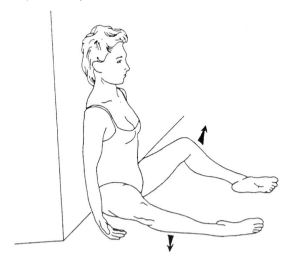

8. Estenda completamente os joelhos, mantendo as coxas afastadas ao máximo. Vire as pontas dos pés para você. Expire profundamente.

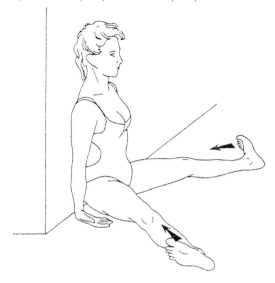

Insistências

C. Insistência sobre a abertura.

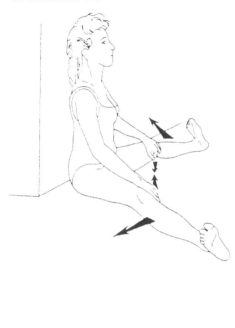

Principais compensações a evitar:

🚫 Bloquear a respiração; relaxar o apoio do crânio; escavar o dorso ou a nuca; arredondar a região lombar; deslocar a bacia da parede.

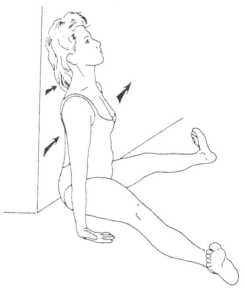

🚫 Bloquear a respiração; escavar o dorso, arredondar a região lombar; relaxar o apoio do crânio.

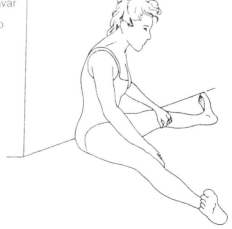

D. Insistência sobre a abertura com o assistente.

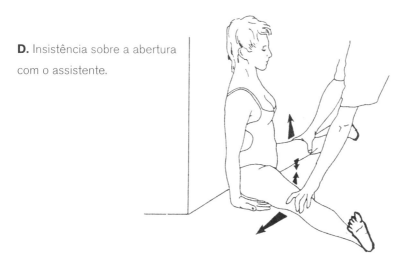

E. Insistência sobre a flexão dorsal dos pés com o assistente.

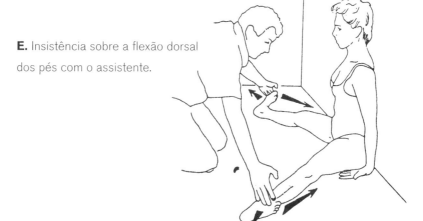

LEMBRETE: o assistente apenas mantém a posição. A contração dos músculos do sujeito tem de ser fraca e não deve vencer a resistência do assistente. A contração se faz ao final de uma expiração profunda e deve ser mantida durante três segundos. O sujeito procura em seguida ganhar em amplitude. A insistência se repete e assim por diante.

Progressão

9. Volte a juntar as pernas, mantendo os joelhos ligeiramente rodados para fora. Vire bem as pontas dos pés para você.

Insistências

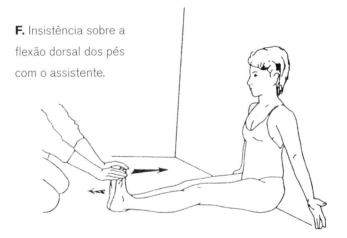

F. Insistência sobre a flexão dorsal dos pés com o assistente.

Progressão

10. Dobre um joelho ao máximo. Coloque o pé do outro lado da perna estendida.

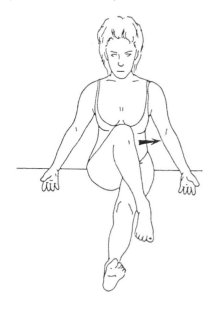

11. Cruze ao máximo o joelho dobrado, sem rodar a bacia. Repita o exercício com a outra perna.

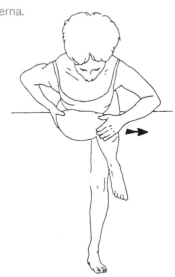

12. Dobre os dois joelhos ao máximo, sem arredondar a região lombar.

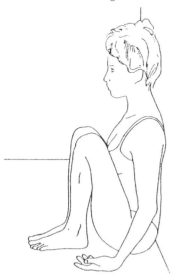

Principais compensações a evitar:

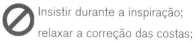 Insistir durante a inspiração; relaxar a correção das costas; rodar a bacia.

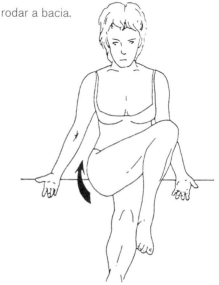

Insistências

G. Insistência pessoal sobre o cruzamento da perna. Mantenha a boa posição da bacia com a outra mão. Repita do outro lado.

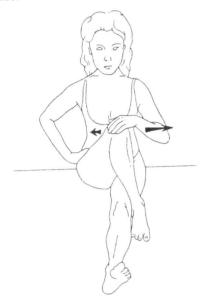

H. Insistência com o assistente.

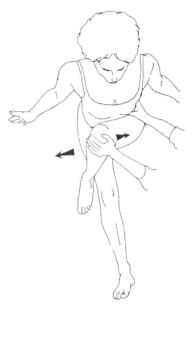

I. Tente afastar os joelhos sem vencer a resistência das mãos nem arredondar a região lombar.

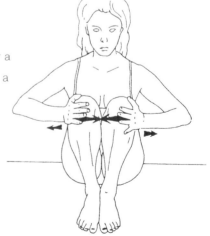

Autopostura em pé inclinado para a frente

Progressão

1. Coloque uma toalha firmemente enrolada, com cerca de 8 cm de espessura, debaixo dos antepés. Alongue seus dedos dos pés.

2. Ponha-se de cócoras, com as palmas das mãos no chão. Mantenha joelhos e tornozelos juntos.

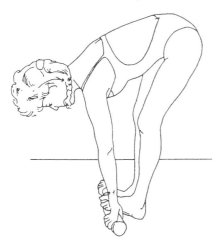
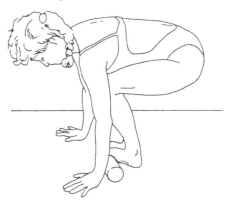

Grupos musculares particularmente estirados: a grande cadeia posterior; os espinhais; os músculos profundos das nádegas; os isquiotibiais; as panturrilhas.

3. Retifique as costas alinhando cabeça, a região dorsal e a bacia. Coloque os braços ao longo do tronco, mantendo os ombros relaxados. Expire profundamente. Gire ligeiramente os joelhos para fora e mantenha-os nessa posição.

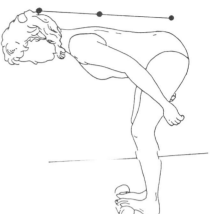

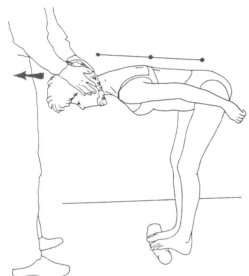

4. Apoie a parte posterior do crânio contra a mão do assistente, que a puxa ligeiramente para si. Mantenha tornozelos e pés juntos.

LEMBRETE: o assistente apenas mantém a posição. A contração dos músculos do sujeito tem de ser fraca e não deve vencer a resistência do assistente. A contração se faz ao fim de uma expiração profunda e deve ser mantida por três segundos. O sujeito tenta em seguida ganhar em amplitude. A insistência pode recomeçar e assim por diante.

Principais compensações a evitar:

🚫 Deixar a cabeça para a frente; arredondar a região lombar.

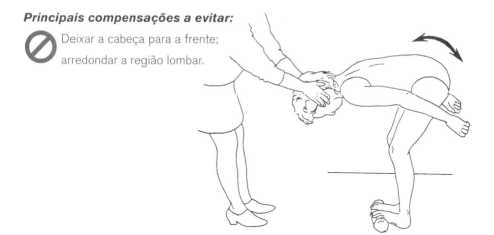

5. Bem progressivamente, estenda os joelhos, mantendo-os sempre em rotação externa, e vá inclinando o tronco para a frente. Expire profundamente. Cabeça, dorso e bacia devem manter-se alinhados.

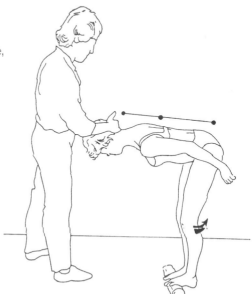

6. Procure estender totalmente os joelhos sem virá-los para dentro. Pés e tornozelos continuam juntos. Mantenha a cabeça, o dorso e a bacia alinhados. Expire profundamente, inclinando-se ao máximo para a frente.

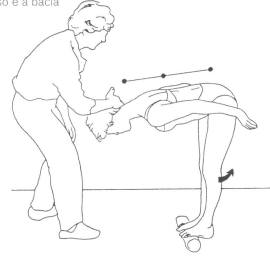

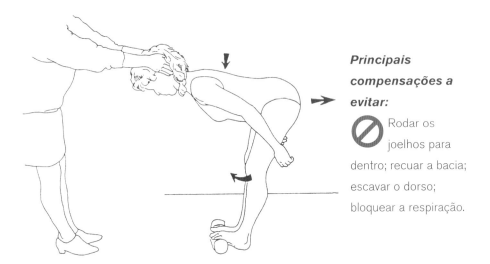

Principais compensações a evitar: Rodar os joelhos para dentro; recuar a bacia; escavar o dorso; bloquear a respiração.

Aumento progressivo da inclinação da prancheta, com deslocamento do barrote

A fim de aumentar a eficácia do alongamento dos músculos posteriores dos membros inferiores e, em particular, da panturrilha, utiliza-se uma toalha enrolada ou uma prancheta com um barrote para fazer um plano inclinado, que progressivamente levantará o antepé.

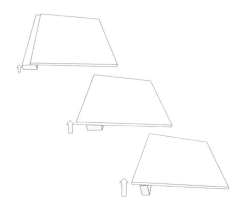

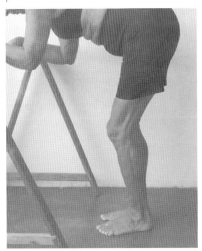

1. Início da autopostura, sem a prancheta.

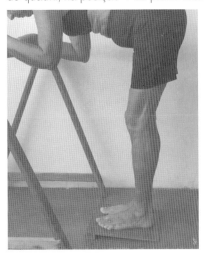

2. Início da extensão dos joelhos e flexão do quadril, na posição 1 da prancheta.

3. Incline-se cada vez mais para a frente e estenda cada vez mais os joelhos, na posição 2 da prancheta.

4. Mantenha a flexão do quadril e estenda completamente os joelhos, na posição 3 da prancheta.

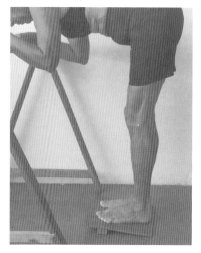
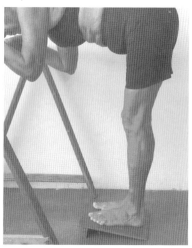
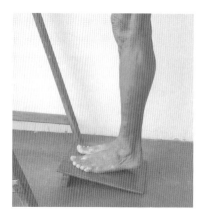

Principais compensações a evitar:

🚫 Deslocar os calcanhares do apoio na prancheta

Autopostura ajoelhada

Progressão

1. Em posição ajoelhada, mantenha as costas retas, pernas e tornozelos juntos e peito dos pés no chão.

2. Expire profundamente, insistindo com a mão sobre a descida do alto do tórax. A nuca e a região dorsal devem estar alinhadas em relação à bacia.

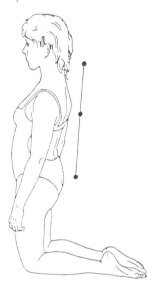
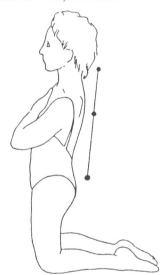

Grupos musculares particularmente estirados: a grande cadeia anterior; os quadríceps; os músculos anteriores da perna; os músculos adutores dos braços; os inspiratórios.

3. Reposicione os braços ao longo do corpo, mantendo os ombros relaxados. O assistente sustenta a cabeça e a traciona ligeiramente para cima.

4. Incline-se progressivamente para trás sem arquear a região lombar nem a nuca, conservando o alinhamento nuca-dorso--bacia. O assistente sustenta a cabeça e a puxa ligeiramente para cima. A outra mão ele coloca nas costas por segurança.

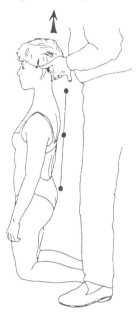

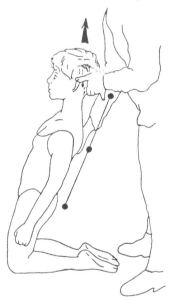

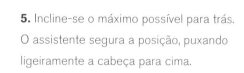

5. Incline-se o máximo possível para trás. O assistente segura a posição, puxando ligeiramente a cabeça para cima.

6. Abra os braços e segure o pescoço do assistente, que continua puxando a nuca e segurando as costas.

Principais compensações a evitar:

🚫 Bloquear a respiração; arquear as costas; perder o alinhamento nuca-dorso-bacia.

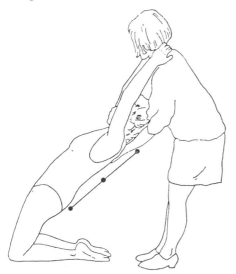
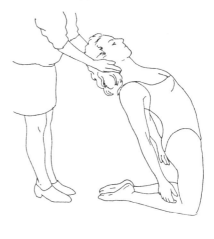

🚫 Bloquear a respiração; arquear a nuca ou a região lombar.

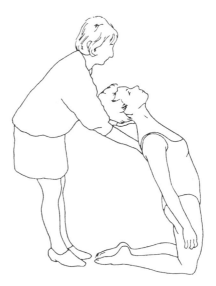

PARTE II
As autoposturas setoriais

▶ Expiração setorial 1
Expiração inflando o ventre

Deite de costas no chão, com a cabeça e as pernas no eixo do tronco, os braços ao longo do corpo e a palma das mãos virada para cima.

Sua cabeça e suas pernas não devem ficar tortas. Os braços não podem permanecer afastados do corpo.

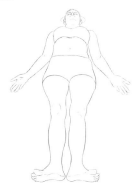
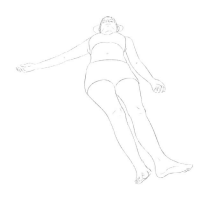

Alongue a nuca, abaixando o queixo e apoiando a parte de trás da cabeça no chão. Você pode colocar calços sob a cabeça e diminuir progressivamente a altura deles à medida que as sessões forem realizadas.

Não deixe um vão na nuca.

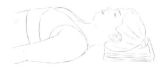
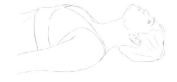

Se você não conseguir apoiar os rins no chão com as pernas esticadas, dobre ligeiramente os joelhos, colando no solo a parte inferior das costas. Joelhos e calcanhares permanecem juntos.

Não deixe um vão na parte inferior das costas.

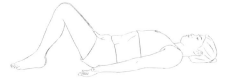
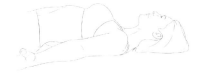

Suspire devagar. Solte a expiração mais profundamente que de hábito, livremente, com a boca aberta. 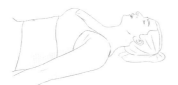	Não inspire profundamente. 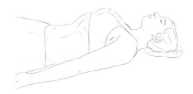
Coloque uma mão sobre a parte superior do tórax e a outra sobre seu ventre. 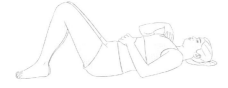	Não bloqueie a saída do ar apertando os lábios ou fechando a garganta. Não bloqueie a respiração. 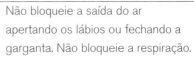 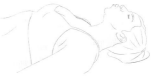
Expire, descendo a parte superior do tórax e inflando o ventre. Ajude ligeiramente o tórax a descer com a mão que está mais para cima: você sentirá o ventre inflar sob a mão que está mais para baixo. 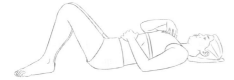	Não expire retraindo o ventre. 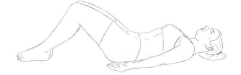
Posicione novamente os braços ao longo do corpo, com a palma das mãos para cima e os ombros relaxados. Continue a expirar, descendo a parte superior do tórax e inflando o ventre. 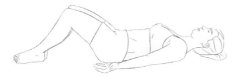	

Expiração setorial 2
Expiração contraindo os grandes retos

Deite de costas no chão, mantendo a cabeça e as pernas no eixo do tronco, os braços ao longo do corpo e a palma das mãos virada para cima.

Sua cabeça e suas pernas não podem ficar tortas. Os braços não devem permanecer afastados do corpo.

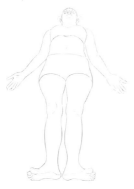
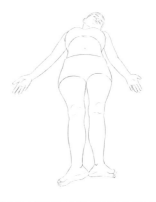

Alongue a nuca, abaixando o queixo e apoiando a parte de trás da cabeça no chão. Você pode colocar calços sob a cabeça e diminuir progressivamente a altura deles à medida que as sessões forem realizadas.

Não deixe um vão na nuca.

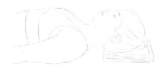
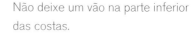

Se você não conseguir apoiar os rins no chão com as pernas esticadas, dobre ligeiramente os joelhos, colando no solo a parte inferior das costas. Joelhos e calcanhares permanecem juntos.

Não deixe um vão na parte inferior das costas.

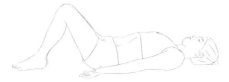
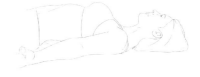

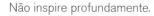

Suspire devagar. Solte a expiração mais profundamente que de hábito, livremente, com a boca aberta. 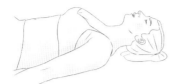	Não inspire profundamente. 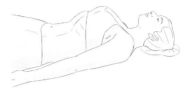
Coloque uma mão sobre a parte inferior do tórax. 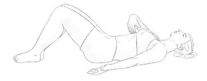	Não bloqueie a saída do ar apertando os lábios ou fechando a garganta. Não bloqueie a respiração. 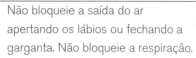 
Expire descendo a parte inferior do tórax em direção ao chão e colando nele a região lombar. Facilite essa operação com um leve apoio da mão. 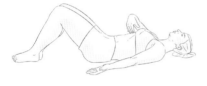	Não expire profundamente. 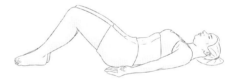
Posicione novamente o braço ao longo do corpo com a palma das mãos para cima e os ombros relaxados. Continue a expirar, descendo a parte inferior do tórax em direção ao chão, apoiando nele os rins. 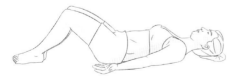	

Expiração setorial 3
Expiração contraindo os oblíquos internos

Deite de costas no chão, com a cabeça e as pernas no eixo do tronco, os braços ao longo do corpo e a palma das mãos virada para cima.

Sua cabeça e suas pernas não podem ficar tortas. Os braços não devem permanecer afastados do corpo.

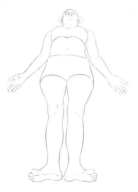
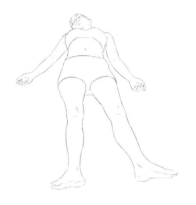

Alongue a nuca, abaixando o queixo e apoiando a parte de trás da cabeça no chão. Você pode colocar calços sob a cabeça e diminuir progressivamente a altura deles à medida que as sessões forem realizadas.

Não deixe um vão na nuca.

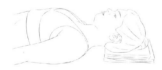
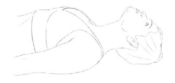

Se você não conseguir apoiar os rins no chão com as pernas esticadas, dobre ligeiramente os joelhos, colando no solo a parte inferior das costas. Joelhos e calcanhares permanecem juntos.

Não deixe um vão na parte inferior das costas.

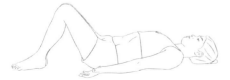
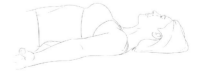

Suspire devagar. Solte a expiração mais profundamente que de hábito, livremente, com a boca aberta. 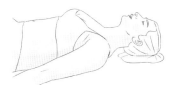	Não inspire profundamente. 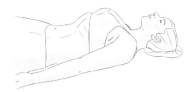
Coloque uma mão sobre a parte inferior do tórax com os dedos separados, apertando lateralmente o baixo tórax. 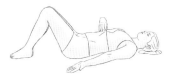	Não bloqueie a saída do ar apertando os lábios ou fechando a garganta. Não bloqueie a respiração. 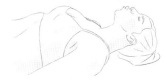
Expire, contraindo a parte lateral baixa do tórax em direção ao centro; facilite esse movimento apertando levemente as bordas laterais do tórax com os dedos. 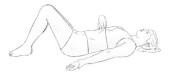	Não inspire profundamente. 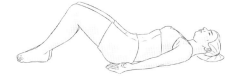
Posicione novamente os braços ao longo do corpo com a palma das mãos para cima e os ombros relaxados. Continue a expirar retraindo a parte lateral baixa do tórax. 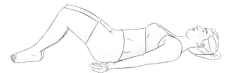	

▶ Expiração setorial 4
Expiração contraindo os oblíquos externos

Deite de costas no chão, com a cabeça e as pernas no eixo do tronco, os braços ao longo do corpo e a palma das mãos virada para cima.

Sua cabeça e suas pernas não podem ficar tortas. Os braços não devem permanecer afastados do corpo.

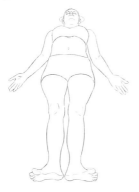
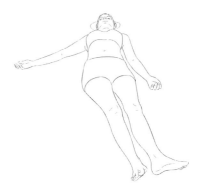

Alongue a nuca, abaixando o queixo e apoiando a parte de trás da cabeça no chão. Você pode colocar calços sob a cabeça e diminuir progressivamente a altura deles à medida que as sessões forem realizadas.

Não deixe um vão na nuca.

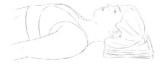

Se você não conseguir apoiar os rins no chão com as pernas esticadas, dobre ligeiramente os joelhos, colando no solo a parte inferior das costas. Joelhos e calcanhares permanecem juntos.

Não deixe um vão na parte inferior das costas.

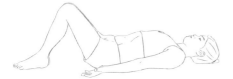
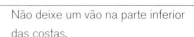
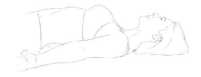

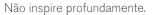

Suspire devagar. Solte a expiração mais profundamente que de hábito, livremente, com a boca aberta. 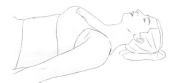	Não inspire profundamente. 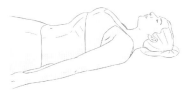
Coloque o dorso dos dedos das duas mãos sobre as bordas laterais do tórax, em sua parte mediana. 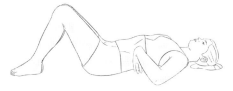	Não bloqueie a saída do ar apertando os lábios ou fechando a garganta. Não bloqueie a respiração. 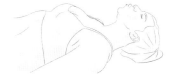
Expire, retraindo em direção ao centro as partes laterais do meio do tórax. Facilite esse movimento apertando levemente com as duas mãos. 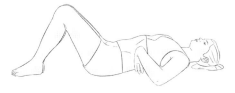	Não inspire profundamente. 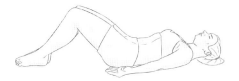
Volte a colocar os braços ao longo do corpo, mantendo a palma das mãos virada para cima e os ombros relaxados, expirando profundamente e continuando a retrair as costelas. 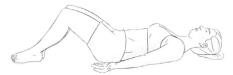	

▶ Expiração setorial 5
Expiração contraindo o transverso abdominal

Deite de costas no chão, com a cabeça e as pernas no eixo do tronco, os braços ao longo do corpo e a palma das mãos virada para cima.

Sua cabeça e suas pernas não podem ficar tortas. Os braços não devem permanecer afastados do corpo.

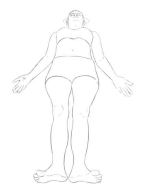
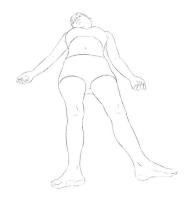

Alongue a nuca, abaixando o queixo e apoiando a parte de trás da cabeça no chão. Você pode colocar calços sob a cabeça e diminuir progressivamente a altura deles à medida que as sessões forem realizadas.

Não deixe um vão na nuca.

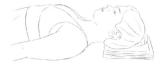
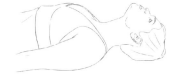

Se você não conseguir apoiar os rins no chão com as pernas esticadas, dobre ligeiramente os joelhos, colando no solo a parte inferior das costas. Joelhos e calcanhares permanecem juntos.

Não deixe um vão na parte inferior das costas.

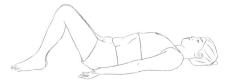
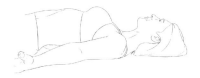

Suspire devagar. Solte a expiração mais profundamente que de hábito, livremente, com a boca aberta. 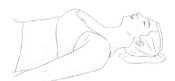	Não inspire profundamente. 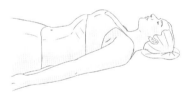
Coloque a mão sobre o ventre, na altura do umbigo. 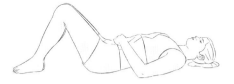	Não bloqueie a saída do ar apertando os lábios ou fechando a garganta. Não bloqueie a respiração. 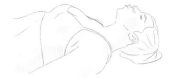

Expire, encolhendo (ou reentrando) o ventre.

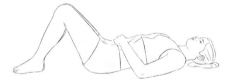

Posicione novamente o braço ao longo do corpo e continue a expirar, descendo, na mesma expiração, a parte superior do tórax e depois a parte inferior.

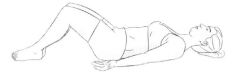

▶ Expiração combinada 1 + 2
Expiração inflando o ventre e contraindo a parte inferior do tórax

Deite de costas no chão, com a cabeça e as pernas no eixo do tronco, os braços ao longo do corpo e a palma das mãos virada para cima.	Sua cabeça e suas pernas não podem ficar tortas. Os braços não devem permanecer afastados do corpo.

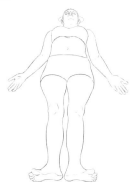 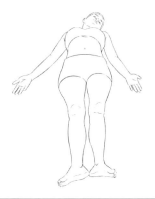

Alongue a nuca, abaixando o queixo e apoiando a parte de trás da cabeça no chão. Você pode colocar calços sob a cabeça e diminuir progressivamente a altura deles à medida que as sessões forem realizadas.	Não deixe um vão na nuca.

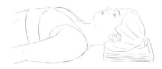 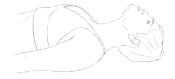

Se você não conseguir apoiar os rins no chão com as pernas esticadas, dobre ligeiramente os joelhos, colando no solo a parte inferior das costas. Joelhos e calcanhares permanecem juntos.	Não deixe um vão na parte inferior das costas.

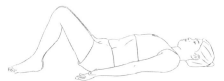 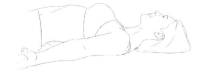

Suspire devagar. Solte a expiração mais profundamente que de hábito, livremente, com a boca aberta. 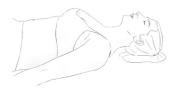	Não inspire profundamente. 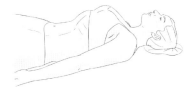
Coloque uma mão sobre a parte superior do tórax e a outra sobre a parte inferior. 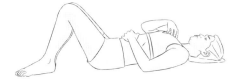	Não bloqueie a saída do ar apertando os lábios ou fechando a garganta. Não bloqueie a respiração. 

Expire, baixando o alto do tórax e em seguida o baixo tórax.

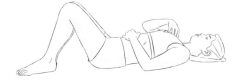

Posicione novamente os braços ao longo do corpo, com a palma das mãos para cima e os ombros relaxados. Expire lentamente, retraindo a parte inferior do ventre.

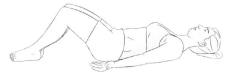

▶ Expiração combinada 1 + 3
Expiração inflando e retraindo o ventre

Deite de costas no chão, com a cabeça e as pernas no eixo do tronco, os braços ao longo do corpo e a palma das mãos virada para cima.

Sua cabeça e suas pernas não podem ficar tortas. Os braços não devem permanecer afastados do corpo. 🚫

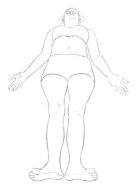 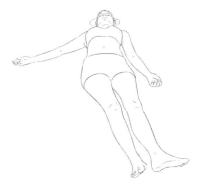

Alongue a nuca, abaixando o queixo e apoiando a parte de trás da cabeça no chão. Você pode colocar calços sob a cabeça e diminuir progressivamente a altura deles à medida que as sessões forem realizadas.

Não deixe um vão na nuca.

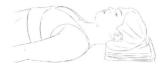 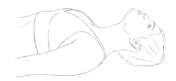

Se você não conseguir apoiar os rins no chão com as pernas esticadas, dobre ligeiramente os joelhos, colando no solo a parte inferior das costas. Joelhos e calcanhares permanecem juntos.

Não deixe um vão na parte inferior das costas.

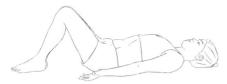 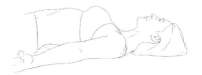

Suspire devagar. Solte a expiração mais profundamente que de hábito, livremente, com a boca aberta.

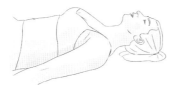

Não inspire profundamente.

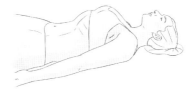

Coloque uma mão sobre a parte superior de seu tórax e a outra sobre o baixo ventre (abaixo do umbigo).

Não bloqueie a saída do ar apertando os lábios ou fechando a garganta. Não bloqueie a respiração.

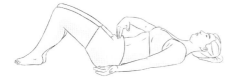

Comece a expirar, descendo a parte superior do tórax e inflando o ventre. Termine a expiração retraindo o ventre e o baixo ventre. Essas duas correções são realizadas no decurso da mesma expiração. Facilite essa operação apoiando levemente, em primeiro lugar, a mão colocada na parte superior do tórax e, depois, a mão colocada no ventre.

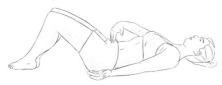

Posicione novamente os braços ao longo do corpo, com a palma das mãos para cima e os ombros relaxados, e na mesma expiração comece a descer a parte superior do tórax. Termine retraindo o ventre e o baixo ventre.

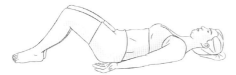

Expiração combinada 1 + 2 + 3
Expiração inflando o ventre, retraindo a parte inferior do tórax e retraindo o ventre

Deite de costas no chão, com a cabeça e as pernas no eixo do tronco, os braços ao longo do corpo e a palma das mãos virada para cima.	Sua cabeça e suas pernas não podem ficar tortas. Os braços não devem permanecer afastados do corpo.

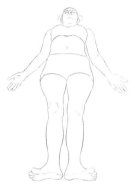 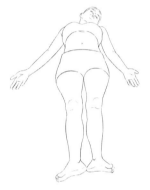

Alongue a nuca, abaixando o queixo e apoiando a parte de trás da cabeça no chão. Você pode colocar calços sob a cabeça e diminuir progressivamente a altura deles à medida que as sessões forem realizadas.	Não deixe um vão na nuca.

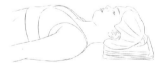 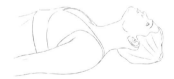

Se você não conseguir apoiar os rins no chão com as pernas esticadas, dobre ligeiramente os joelhos, colando no solo a parte inferior das costas. Joelhos e calcanhares permanecem juntos. 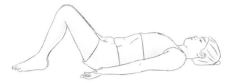	Não deixe um vão na parte inferior das costas. 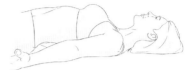
Suspire devagar. Solte a expiração mais profundamente que de hábito, livremente, com a boca aberta. 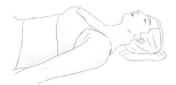	Não inspire profundamente. 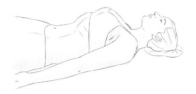
Coloque uma mão sobre a parte superior do tórax e o polegar da outra sobre a parte inferior, mantendo a ponta dos outros dedos sobre o baixo ventre. 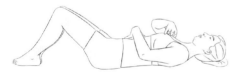	Não bloqueie a saída do ar apertando os lábios ou fechando a garganta. Não bloqueie a respiração. 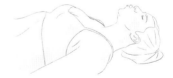

Expire, baixando inicialmente a parte superior do tórax, retraindo depois a parte inferior do tórax e, enfim, a parte inferior do ventre. Essas três correções são realizadas no decurso da mesma expiração. Facilite essa operação apoiando leve e sucessivamente os dedos sobre a parte superior do tórax, depois sobre a parte inferior e, por último, sobre o ventre.

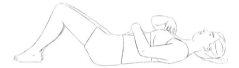

Posicione novamente os braços ao longo do corpo, com a palma das mãos para cima e os ombros relaxados, e, na mesma expiração, expire sucessivamente com a parte superior do tórax, a parte inferior e, finalmente, o ventre.

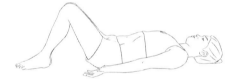

As expirações globais

É aconselhável aplicar certas correções expiratórias às autoposturas gerais da Reeducação Postural Global. Lembramos que é mais proveitoso praticá-las, da primeira vez, com a orientação de um fisioterapeuta formado em Reeducação Postural Global. As associações ilustradas a seguir, referentes a autoposturas de manutenção, de prevenção e autoposturas respiratórias, são somente indicativos.

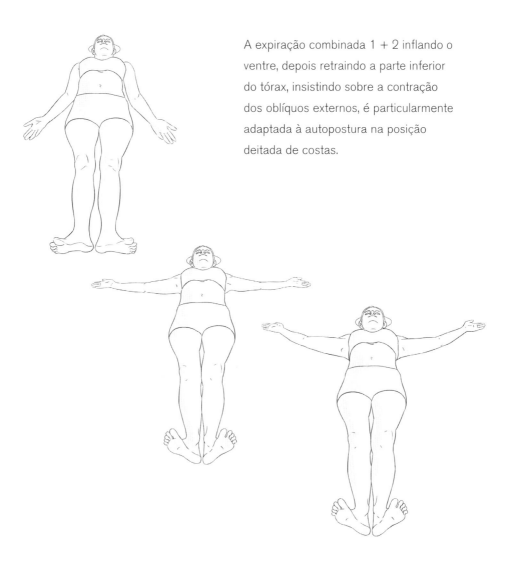

A expiração combinada 1 + 2 inflando o ventre, depois retraindo a parte inferior do tórax, insistindo sobre a contração dos oblíquos externos, é particularmente adaptada à autopostura na posição deitada de costas.

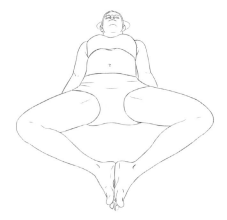

A expiração combinada 1 + 2 + 3 inflando o ventre, depois retraindo a parte inferior do tórax e, enfim, retraindo a parte inferior do ventre é particularmente interessante na autopostura alongada de costas.

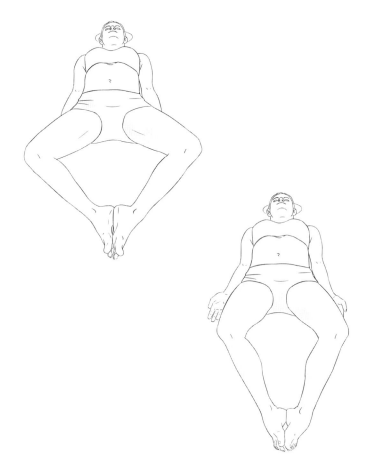

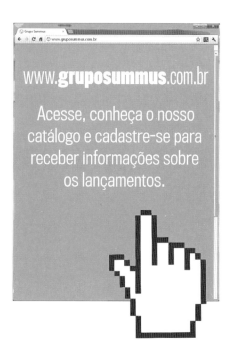

www.gruposummus.com.br

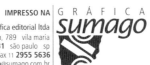

IMPRESSO NA
sumago gráfica editorial ltda
rua itauna, 789   vila maria
02111-031   são paulo   sp
tel e fax 11 **2955 5636**
sumago@sumago.com.br